BEI GRIN MACHT SICH IHR WISSEN BEZAHLT

AF145158

- Wir veröffentlichen Ihre Hausarbeit,
  Bachelor- und Masterarbeit

- Ihr eigenes eBook und Buch -
  weltweit in allen wichtigen Shops

- Verdienen Sie an jedem Verkauf

Jetzt bei www.GRIN.com hochladen
und kostenlos publizieren

GRIN

Bibliografische Information der Deutschen Nationalbibliothek:

Die Deutsche Bibliothek verzeichnet diese Publikation in der Deutschen National-
bibliografie; detaillierte bibliografische Daten sind im Internet über http://dnb.d-
nb.de/ abrufbar.

Impressum:

Copyright © 2018 GRIN Verlag
Druck und Bindung: Books on Demand GmbH, Norderstedt Germany
ISBN: 9783668790704

Dieses Buch bei GRIN:

https://www.grin.com/document/439453

Veronika Neft

Aus der Reihe: e-fellows.net stipendiaten-wissen

e-fellows.net (Hrsg.)

Band 2831

Die Lebendspende. Rechtliche Ausgestaltung und verfassungsrechtliche Probleme

.

GRIN Verlag

GRIN - Your knowledge has value

Der GRIN Verlag publiziert seit 1998 wissenschaftliche Arbeiten von Studenten, Hochschullehrern und anderen Akademikern als eBook und gedrucktes Buch. Die Verlagswebsite www.grin.com ist die ideale Plattform zur Veröffentlichung von Hausarbeiten, Abschlussarbeiten, wissenschaftlichen Aufsätzen, Dissertationen und Fachbüchern.

Besuchen Sie uns im Internet:

http://www.grin.com/

http://www.facebook.com/grincom

http://www.twitter.com/grin_com

Die Lebendspende – rechtliche Ausgestaltung und verfassungsrechtliche Probleme

Arbeit im Rahmen des Schwerpunktseminars „Transplantationsmedizinrecht"

vorgelegt von

stud. iur. Veronika Neft

Universität Augsburg

28.05.2018

Inhalt

A. Bedeutung der Lebendspende

Die Lebendspende stellt neben der postmortalen Transplantation von Organen und Geweben eine weitere Möglichkeit dar, dem bestehenden Organmangel entgegenzuwirken.

Im Jahr 2017 wurden in Deutschland insgesamt 1921 Nieren und 823 Leberteile transplantiert, wovon 557 Nieren sowie 61 Lebersegmente im Rahmen einer Lebendorganspende verpflanzt wurden.[1] Im Verhältnis zur postmortalen Organ- und Gewebespende stellt die Lebendspende den Ausnahmefall dar[2] und ist somit bereits faktisch subsidiär.

Die vorliegende Arbeit widmet sich der Lebendspende von Organen, weshalb das Augenmerk auf § 8 TPG gelegt wird. Nach der Erläuterung der Zulässigkeitskriterien für die Lebendspende, wird auf die verfassungsrechtliche Problematik[3] des § 8 TPG eingegangen. Innerhalb dieser werden die Frage nach der Legitimität paternalistischen Staatshandelns und zwei Zulässigkeitskriterien des § 8 TPG genauer betrachtet, die aus verfassungsrechtlicher Sicht besondere Problemstellungen aufweisen: die Subsidiarität der Lebendspende gemäß § 8 I 1 Nr. 3 TPG sowie die Restriktion des Empfängerkreises gemäß § 8 I 2 TPG. Der Schwerpunkt liegt hierbei auf § 8 I 2 TPG, weshalb diese Norm, trotz ihrer systematischen Stellung im Gesetz, vor der Subsidiaritätsklausel behandelt wird.

B. Gesetzliche Regelung der Lebendorganspende im TPG

Gesetzlich geregelt wird die Lebendspende in den §§ 8 – 8 c in Abschnitt 3 des TPG. Die Entnahme eines Organs zu Lebzeiten ist gemäß § 8 TPG nur unter bestimmten Voraussetzungen vorgesehen, weil die Organentnahme für den Spender keinen Heileingriff, sondern vielmehr eine körperliche Schädigung darstellt und der Gesetzgeber somit dem Schutz des Spenders äußerste Priorität verleiht.[4]

Spenderindizierte Kriterien für die Zulässigkeit der Lebendspende sind in § 8 I 1 Nr. 1 TPG festgelegt. Zunächst wird die Volljährigkeit und Einwilligungsfähigkeit (Nr. 1a) und die Aufklärung des Spenders nach den in § 8 II TPG genannten Anforderungen sowie dessen Einwilligung in die Entnahme (Nr. 1b) gefordert.[5] Zudem muss die aus ärztlicher Sicht vorliegende Eignung als Spender sowie das bzgl. des Spendewilligen voraussichtliche Nichtvorliegen einer Gefahr, die über das OP-Risiko oder die unmittelbaren Folgen der Organentnahme hinausgeht, (Nr. 1c) vorliegen.[6] § 8 I 1 Nr. 2 TPG enthält die empfängerbezogene Anforde-

---

[1] Deutsche Stiftung Organtransplantation (DSO), Jahresbericht 2017, S. 75 (https://www.dso.de/uploads/tx_dsodl/JB_2017_web_01.pdf [26.5.2018]).
[2] *Augsberg*, TPG (Höfling), § 8 Rn. 4.
[3] *Stark*, ZJS, 43.
[4] *Gutmann*, TPG, § 8 Rn. 1.
[5] *Stark*, ZJS, 43.
[6] *Schreiber*, Regelung der Lebendspende, S. 91.

rung, dass die nach ärztlicher Beurteilung vorgesehene Organ- oder Gewebeübertragung zumindest die Möglichkeit der Linderung von möglichen Beschwerden bereithält.[7] Die Subsidiarität der Lebendspende muss gemäß § 8 I 1 Nr. 3 TPG gewahrt werden. Subsidiarität der Lebendspende bedeutet, dass diese nachrangig zur Leichenspende ist.[8] Weiterhin muss der Eingriff gemäß § 8 I 1 Nr. 4 TPG durch einen Arzt erfolgen[9] und der restriktive Spenderkreis im Rahmen des § 8 I 2 TPG beachtet werden.[10] Die Restriktion des Spenderkreises meint, dass ein Spender nur in bestimmten Fallkonstellationen die Möglichkeit hat, ein Organ lebend zu spenden.[11] Schließlich muss das Einverständnis zwischen Spender und Empfänger bzgl. einer ärztlichen Nachbetreuung gemäß § 8 III 1 TPG sowie die Einbeziehung einer Expertenkommission gemäß § 8 III 2 TPG gewahrt werden.[12]

C. Verfassungsrechtliche Problematik des § 8 TPG

Im Folgenden werden relevante verfassungsrechtliche Probleme des § 8 TPG aufgezeigt.

I. Paternalismus

Die Regelung des § 8 TPG beruht auf paternalistischen Motiven.[13] Paternalismus meint eine Herrschaftsform, die dem Wohl des Einzelnen dient, auch wenn dies ohne oder gegen dessen Willen erfolgt.[14] Ein paternalistischer Akt bedarf einer besonderen Legitimation, die je nach Eingriffsintensität in die Rechte der Betroffenen und je nach Bedeutung der eingeschränkten Rechtspositionen umso höher ausfällt.[15]

§ 8 I 2 TPG und § 8 I 1 Nr. 3 TPG stellen solche paternalistischen Akte des Gesetzgebers dar. Ziel des Gesetzgebers ist es, mit diesen restriktiven Normen den Menschen – im Sinne eines legitimen Anliegens des Allgemeinwohls – vor sich selbst zu schützen.[16] Fraglich ist, ob der Gesetzgeber mit dieser Ausgestaltung der Lebendorganspende den zulässigen verfassungsrechtlichen Rahmen verlässt.[17]

Der Schutz des Menschen vor einer sich selbst schädigenden Handlung stellt einen vernünftigen Grund des Gemeinwohls dar und kann grundsätzlich zu einem gesetzgeberischen

---

[7] *Stark*, ZJS, 43.
[8] *Gutmann/Schroth*, Organlebendspende in Europa, S. 76.
[9] *Mohammadi-Kangarani*, Richtlinien der Organverteilung, S. 23.
[10] *Augsberg*, TPG (Höfling), § 8 Rn. 13.
[11] *Gutmann*, Für ein neues TPG, S. 4 f.
[12] *Stark*, ZJS, 43.
[13] *Scheinfeld*, Organtransplantation und Strafrechtspaternalismus, S. 2 f.
[14] *Hellweg*, Subsidiarität, S. 109.
[15] *Hellweg*, Subsidiarität, S. 114.
[16] BVerfG, NJW 1999, 3399 (3401).
[17] *Stark*, ZJS, 43.

Grundrechtseingriff berechtigen.[18] Dieser muss seinerseits gerechtfertigt sein, da auch sich selbst gefährdende oder schädigende Handlungen von der grundrechtlich garantierten Freiheit umfasst sind.[19]

II. Verfassungsmäßigkeit des § 8 I 2 TPG

Die Vorschrift des § 8 I 2 TPG untersagt die Lebendspende in Fällen, in denen kein besonderes Näheverhältnis zwischen Spender und Empfänger besteht. So können nicht regenerierbare Organe weder anonym noch aus altruistischen Motiven lebend gespendet werden.[20] Diese Restriktion wirft Fragen in Bezug auf deren Verfassungsmäßigkeit auf: Zum Einen könnte § 8 I 2 TPG gegen diverse Grundrechte verstoßen, zum Anderen stellt sich die Frage, ob die Strafbewehrung des § 8 I 2 TPG i.V.m. 19 I Nr. 2 TPG legitim ist.

1. Verstoß gegen Art. 2 II 1 GG

Infrage kommt ein Verstoß des § 8 I 2 TPG gegen Art. 2 II 1 GG.

a. Schutzbereich und Eingriff

Der Schutzbereich des Art. 2 II 1 GG ist für den potentiellen Empfänger eröffnet, da dieser aufgrund seines Gesundheitszustandes auf ein Organ angewiesen ist und somit sein Leben und seine körperliche Unversehrtheit betroffen sind.

Die Regelung des § 8 I 2 TPG stellt einen Eingriff in Art. 2 II 1 GG dar, wenn dem Empfänger eine grundsätzlich durchführbare Therapie im Rahmen der Lebendorganspende, die mindestens eine wesentliche Linderung des Leidens oder sogar eine Lebensverlängerung nach sich zieht, verweigert wird.[21] Zu beachten ist, dass § 8 I 2 TPG sich an den behandelnden Arzt richtet und somit keinen finalen Eingriff in das Grundrecht des Empfängers aus Art. 2 II 1 GG darstellt.[22] Jedoch gewährleistet dieses Grundrecht dem Einzelnen als Abwehrrecht auch Schutz gegen mittelbare Eingriffe des Staates.[23] Die mittelbar erfolgte Verletzung darf weder Resultat des Handelns Dritter noch das eines schicksalhaften Zustandekommens sein; vielmehr muss dieser Verstoß als Folge staatlichen Handelns diesem zurechenbar sein.[24] Dies ist der Fall, da der Staat das Explantationsverbot zu den in § 8 I 2 TPG festgelegten Bedingungen erlassen hat.[25] Zur Begründung führt die Rspr. an, dass bereits das Leben den

---

[18] BVerfG, NJW 1999, 3399 (3401).
[19] Ebd.
[20] *Mohammadi-Kangarani*, Richtlinien der Organverteilung, S. 24.
[21] BVerfG, NJW 1999, 3399 (3400).
[22] *Stark*, ZJS, 43 (48).
[23] BVerfGE 66, 39 (60).
[24] BVerfG, NJW 1999, 3399 (3401).
[25] *Schreiber*, Regelung der Lebendspende, S. 145.

grundrechtlichen „Höchstwert"[26] verkörpert und auch das Grundrecht der körperlichen Unversehrtheit einem jeden Patienten hinsichtlich der Krankenversorgung „nach allen Regeln ärztlicher Kunst"[27] zugesichert werden muss.

b. Rechtfertigung

Nach Art. 2 II 3 GG kann in Art. 2 II 1 GG nur aufgrund eines Gesetzes eingegriffen werden. Dabei muss der Verhältnismäßigkeitsgrundsatz gewahrt werden. Die Norm ist verhältnismäßig i.S.d. Rechtsstaatsprinzips aus Art. 20 III GG, wenn sie einen legitimen Zweck verfolgt, geeignet, erforderlich und angemessen ist.[28]

aa. Legitimer Zweck

Zweck des § 8 I 2 TPG ist es, dem Organhandel entgegenzuwirken und die Freiwilligkeit der Entscheidung des Spenders zu wahren.[29] § 8 I 2 TPG soll als weiterer Zweck den Vorrang der Leichenspende verdeutlichen, da der Mensch hierdurch vor einer größeren Selbstschädigung außerhalb enger Verwandtschafts- oder Nähebeziehungen abgehalten wird.[30] Diese drei Ziele stellen legitime Zwecke dar.

bb. Geeignetheit

Strittig ist die Geeignetheit des § 8 I 2 TPG. Die Grundannahme des Gesetzgebers ist, dass die Freiwilligkeit der Organspende am besten zwischen Verwandten oder Menschen mit besonderer persönlicher Verbundenheit gewährleistet ist.[31]

Dennoch könnte die Sicherstellung der Freiwilligkeit durch § 8 I 2 TPG angezweifelt werden: Gerade in Personenkonstellationen, die die geforderte Verwandtschaft oder Nähebeziehung erfüllen – wie Mitglieder derselben Familie oder besonders persönlich Verbundene – kann ein innerfamiliärer Druck entstehen.[32] Ein solcher Druck, dem Betroffenen Abhilfe zu leisten könnte, wie auch andere bestehende familiäre Abhängigkeiten, die Freiwilligkeit des Spenders infrage stellen.[33] Der Gesetzgeber selbst erkennt in diesem Kontext einen "Aufforderungscharakter" zum Spenden, sieht aber die Freiwilligkeit der Entscheidung des Spenders nicht in Gefahr.[34] Eine Ansicht, die die Gefährdung der Freiwilligkeit der Organspende gerade zwischen Verwandten oder sich nahestehenden Personen sieht, argumentiert allenfalls

---

[26] BVerfGE 39, 1 (42).
[27] BVerfGE 57, 70 (99).
[28] *Sachs*, GG-K, Art. 20 Rn. 149.
[29] *Mohammadi-Kangarani*, Richtlinien der Organverteilung, S. 24.
[30] BVerfG, NJW 1999, 3399 (3401).
[31] BT-Drs. 13/4355, S. 20.
[32] *Esser*, Aspekte der Lebendspende, S. 122.
[33] *Eigler*, Probleme der Organtransplantation, MedR, 88 (90).
[34] BT-Drs. 15/5050, S. 35 f.

4

für ein grundsätzliches Verbot der Lebendspende.[35] Dies würde einen noch tiefgreifenderen Eingriff bedeuten.

Problematisch ist nicht das Näheverhältnis des potentiellen Spender-Empfänger-Paares, sondern vielmehr die Sicherstellung der wahren Freiwilligkeit der Entscheidung zur Lebendspende in jedem konkreten Einzelfall.[36] Nur so kann – ganz unabhängig von einer verwandtschaftlichen oder persönlichen Verbundenheit – eine unfreiwillig durchgeführte Organexplantation unterbunden werden.[37] Aus gesetzgeberischer Sicht ist eine Lebendorganspende innerhalb enger Verwandtschafts- oder Näheverhältnisse aus altruistischen Motiven viel wahrscheinlicher als zwischen fremden Personen.[38] Bei einer solchen Motivation kann die Freiwilligkeit und die Unentgeltlichkeit der Organspende angenommen werden.[39]

Probleme bereitet auch die Geeignetheit des § 8 I 2 TPG zum Zwecke der Verhinderung des Organhandels. Das Risiko des entgeltlichen Organhandels zwischen sich nahestehenden Personen wird als sehr gering eingestuft.[40] Einer Ansicht nach beschränkt § 8 I 2 TPG jedoch durch die Restriktion des Empfängerkreises den bereits knappen "Organvorrat" und könnte auf diese Weise den Organhandel zunächst sogar fördern.[41] Zudem zieht eine nicht vorhandene Nähebeziehung nicht zwingend eine Organspende mit kommerzieller Absicht nach sich;[42] die unentgeltliche Motivation des Spenders wird sogar bestmöglich sichergestellt, wenn eine verfahrensmäßig abgesicherte Lebendorganspende für eine diesem unbekannte Person durchgeführt wird.[43] Dennoch birgt die Restriktion des § 8 I 2 TPG die Möglichkeit, den Spenderkreis einzugrenzen, um diesen zur Verhinderung von Organhandel leichter zu überblicken.[44]

Dem Gesetzgeber steht innerhalb der Prüfung der Geeignetheit des § 8 I 2 TPG ein Ermessensspielraum in Form einer Einschätzungsprärogative zu.[45] Die Nichteinbeziehung bestimmter Menschen im Rahmen der Lebendspende verhindert ohne Zweifel sowohl die Unfreiwilligkeit der Entscheidung des Spenders als auch verbotenen Organhandel.[46] Die Maßnahme des § 8 I 2 TPG ist folglich nicht absolut ungeeignet und überschreitet somit den Ermessensspielraum nicht.

---

[35] BVerfG, NJW 1999, 3399 (3401 f.).
[36] *Esser*, Aspekte der Lebendspende, S. 163.
[37] *Esser*, Aspekte der Lebendspende, S. 165.
[38] *Schreiber*, Regelung der Lebendspende, S. 149.
[39] Ebd.
[40] *Schreiber*, Ausschuß-Drs. 618/13, 6 (7).
[41] *Esser*, Aspekte der Lebendspende, S. 166.
[42] *Schreiber*, Regelung der Lebendspende, S. 149.
[43] *Gutmann*, Für ein neues TPG, S. 7.
[44] *Esser*, Aspekte der Lebendspende, S. 167.
[45] *Esser*, Aspekte der Lebendspende, S. 167.
[46] *Schreiber*, Regelung der Lebendspende, S. 149.

cc. Erforderlichkeit

Die Erforderlichkeit des Verbots der Lebendspende ohne bestimmte Nähebeziehung ist ebenfalls strittig. Als milderes Mittel kommt die Durchführung eines Verfahrens infrage, das die Freiwilligkeit der Spenderentscheidung überprüft.[47] Der Gesetzgeber gewährleistet durch § 8 III 2 TPG und somit für jeden Fall der Lebendorganspende "medizinisch-psychologische Beratungsverfahren sowie psychodiagnostische Mittel"[48], die die Freiwilligkeit des Spenders verantwortlich beurteilen können.[49] Ein solches Verfahren kommt somit auch bei sich gegenseitig fremden Spender-Empfänger-Paaren in Betracht.[50] Der Gesetzgeber zweifelt nicht die grundsätzliche Möglichkeit einer auf altruistischen Motiven basierenden anonymen Lebendspende an.[51] Seiner Meinung nach ist das vorgesehene Verfahren allein nicht ausreichend für die Gewährleistung der Freiwilligkeit sowie der Vermeidung eines Organhandels und begründet damit die zusätzliche Restriktion des § 8 I 2 TPG.[52]

Mit den §§ 18, 19 TPG existieren aber strafrechtliche Verbote, die im Einzelfall die Vermeidung des Organhandels hinreichend sicherstellen.[53] Diese Verbote stellen eine mildere Alternative im Vergleich zu § 8 I 2 TPG dar, da das Grundrecht aus Art. 2 II 1 GG gewährleistet bleibt.[54] Zudem ist ein Straftatbestand aufgrund der ihm innewohnenden Präventivwirkung in vollem Umfang geeignet, dem Organhandel entgegenzutreten.[55] So stellen die strafrechtlichen Verbote des TPG bzgl. der Wahrung der Grundrechte das mildere Mittel dar.[56] Zu beachten ist aber, dass die Anwendung des Strafrechts ultima ratio sein soll.[57] Außerdem stellen obig genannte Strafnormen weder die Freiwilligkeit der Spenderentscheidung noch den Schutz des Spenders sicher. Somit ist § 8 I 2 TPG erforderlich um den legitimen Zweck zu erreichen.

dd. Angemessenheit

Schließlich ist strittig, ob 8 I 2 TPG angemessen ist. So will der Gesetzgeber mit dieser Norm zwar einen effektiven Spenderschutz und „in einem sensiblen Bereich wie der Transplantationsmedizin ein Höchstmaß an Seriosität und Rechtssicherheit"[58] schaffen. Hiergegen wird jedoch der Einwand aufgeführt, dass diesen Zielen in Fällen, in denen die Lebendspende für

---

[47] *Schreiber*, Regelung der Lebendspende, S. 150.
[48] BT-Drs. 13/4355, S. 21.
[49] BT-Drs. 13/4355, S. 21.
[50] *Schreiber*, Regelung der Lebendspende, S. 150.
[51] BVerfG, NJW 1999, 3399 (3402).
[52] Ebd.
[53] *Gutmann*, Für ein neues TPG, S. 7.
[54] *Esser*, Aspekte der Lebendspende, S. 172.
[55] *Esser*, Aspekte der Lebendspende, S. 173.
[56] *Esser*, Aspekte der Lebendspende, S. 174.
[57] *Ziegler*, BeckOK StGB, § 66c Rn. 19.
[58] BVerfG, NJW 1999, 3399 (3402).

den Empfänger die einzige Möglichkeit bedeutet, eine Todesgefahr oder eine schwere irreversible Gesundheitsschädigung abzuweisen, herausragende Rechtsgüter[59] des Empfängers entgegenstehen, die die engere Verhältnismäßigkeit des § 8 I 2 TPG infrage stellen.[60]

In der Praxis steht dem Organempfänger allerdings meist nicht nur der Erhalt eines Organs im Rahmen der Lebendspende als einzig mögliche Therapiemaßnahme zur Verfügung.[61] Im Vergleich stellt zwar die regelmäßig mögliche Implantation eines postmortal gespendeten Organs nicht die aus medizinischer Sicht vorzugswürdigere Variante dar, dennoch trägt auch sie wirkungsvoll zur Gesundheitsbesserung und Lebenserhaltung bei.[62] Schließlich spricht an dieser Stelle der vom Gesetzgeber intendierte gesundheitliche Schutz des Spenders für die Proportionalität des § 8 I 2 TPG. § 8 I 2 TPG ist im Ergebnis angemessen und somit verhältnismäßig.

ee. Zitiergebot

Es ist strittig, ob § 8 I 2 TPG gegen das Zitiergebot aus Art. 19 I 2 GG verstößt. Dieses besagt, dass ein in ein Grundrecht eingreifendes Gesetz ebendieses Grundrecht unter Angabe des entsprechenden Artikels nennen muss.[63] Das Zitiergebot wird jedoch nur auf solche Grundrechte angewendet, die aufgrund eines Gesetzesvorbehalts einschränkbar sind.[64] Die Anwendung findet somit in Bezug auf Art. 2 II 1 GG statt.[65] Für die Erforderlichkeit des Zitiergebots braucht es einen zielgerichteten und somit finalen Grundrechtseingriff.[66]

Die in § 8 I 2 TPG enthaltene Beeinträchtigung des Erhalts von Spenderorganen könnte für Menschen, die aus medizinischer Sicht auf solche angewiesen sind, einen diesbezüglich finalen Grundrechtseingriff aufseiten der Betroffenen darstellen und somit zu einem Verstoß gegen das Zitiergebot führen.[67] Dagegen spricht aber, dass die Regelung des § 8 I 2 TPG gerade nicht direkt an den Organempfänger adressiert ist, s. C.II.1.a. Es liegt folglich kein Verstoß gegen das Zitiergebot vor.

Somit ist der Eingriff des § 8 I 2 TPG in Art. 2 II 1 GG gerechtfertigt.

---

[59] Ebd.
[60] *Gutmann*, TPG, § 8 Rn. 29.
[61] BVerfG, NJW 1999, 3399 (3402).
[62] Ebd.
[63] BVerfG, NJW 1999, 3399 (3400).
[64] BVerfGE, 83, 130 (154).
[65] BVerfG, NJW 1999, 3399 (3400).
[66] Ebd.
[67] *Gutmann*, TPG, § 8 Rn. 27.

2. Verstoß gegen Art. 12 I GG

§ 8 I 2 TPG könnte gegen Art. 12 I GG verstoßen.

a. Schutzbereich und Eingriff

Der Schutzbereich der in Art. 12 I GG garantierten Berufsfreiheit ist für den Transplantationsarzt eröffnet, da die Berufsausübung tangiert wird.[68]

Ein Eingriff in Art. 12 I GG durch sich nur mittelbar auf berufliche Tätigkeiten beziehende Regelungen wird nur bejaht, wenn diese eine "objektiv berufsregelnde Tendenz"[69] innehaben.[70] Eine solche ist gegeben, wenn ein enger Zusammenhang zwischen Beschränkung und Berufsausübung besteht.[71] § 8 I 2 TPG untersagt mittelbar sämtlichen Transplantationschirurgen die Vornahme von Lebendorgantransplantationen für die Fälle, in denen die geforderte Nähebeziehung zwischen Spender und Empfänger nicht vorliegt.[72] Diesbezüglich können die Transplantationsärzte die berufsmäßig auszuführende ärztliche Heiltätigkeit nicht vornehmen, weshalb eine Maßnahme mit objektiv berufsregelnder Tendenz und somit ein Eingriff in Art. 12 I GG vorliegt.[73]

b. Rechtfertigung

Art 12 I 2 GG weist auf einen einfachen Regelungsvorbehalt hin und ermöglicht die Regelung der Berufsausübung durch oder aufgrund eines Gesetzes. Fraglich ist, ob § 8 I 2 TPG eine solche Regelung darstellt. Nach der vom BVerfG entwickelten Drei-Stufen-Theorie ist der Gesetzgeber am freiesten, wenn er lediglich eine Regelung zur Berufsausübung einführt und umso eingeschränkter, wenn er Berufswahlregelungen trifft.[74] § 8 I 2 TPG verbietet in bestimmten Fallkonstellationen die Organexplantation und stellt hierdurch eine Berufsausübungsregelung dar.[75] Insofern darf der Gesetzgeber eine Berufsausübungsregelung treffen, wenn sie durch vernünftige Erwägungen des Allgemeinwohls gerechtfertigt ist und die Verhältnismäßigkeit in Bezug auf Art. 12 I GG wahrt.[76]

§ 8 I 2 TPG verfolgt einen legitimen Zweck, ist geeignet und erforderlich, s. Ausführungen in C.II.1.b.

---

[68] BVerfG, NJW 1999, 3399 (3402).
[69] BVerwG, Urt. v. 27.9.2017 - 6C 32.16, GewArch 2018, 76 (80).
[70] *Sachs*, GG-K, Art. 12 Rn. 95.
[71] Ebd.
[72] *Hagen*, Cross-over-Lebendspende, S.110.
[73] *Stark*, ZJS, 43 (50).
[74] BVerfGE, 7, 377 (405 f.).
[75] *Schreiber*, Regelung der Lebendspende, S. 162.
[76] BVerfG, NJW 1999, 3399 (3402).

In Bezug auf die Verhältnismäßigkeit im engeren Sinne wäre der Arzt auch nicht unangemessen beeinträchtigt.[77] Dieser ist zwar nach seiner standesethischen Pflicht dazu angehalten, seine Berufsausübung am Wohl des Patienten zu orientieren. Der Arzt ist jedoch nicht zur Durchführung verbotener Therapien oder zu Behandlungsmethoden verpflichtet, die ihrerseits grundrechtlich geschützte Güter außerverhältnismäßig belasten.[78] Somit liegt kein Verstoß gegen Art. 12 I GG vor.

3. Verstoß gegen Art. 4 I, II GG

a. Schutzbereich und Eingriff

Der Schutzbereich des Art. 4 I, II GG ist für den Transplantationsarzt eröffnet. In der Literatur wird zudem die Öffnung des personellen Schutzbereichs des Spenders angenommen.[79] Der Schutzbereich erstreckt sich auf glaubensbezogenes Handeln sowie auf die Freiheit, sich zu religiösen oder weltanschaulichen Überzeugungen zu bekennen.[80] Weiterhin wird die Freiheit, ein Gewissen zu haben sowie die Freiheit nicht gegen dieses Handeln zu müssen geschützt.[81] Für den Fall, dass der behandelnde Arzt aufgrund seiner ärztlichen Verpflichtung sowie seiner Gewissensfreiheit einem bedürftigen Empfänger ein Organ im Rahmen der Lebendspende zu dessen Heilung implantieren möchte, liegt durch § 8 I 2 TPG ein Eingriff in Art. 4 I, II GG vor. Auch für den Fall, dass ein Spender durch die Zur-verfügungstellung seines Organs einen christlich motivierten Akt der Nächstenliebe verwirklichen will, greift § 8 I 2 TPG in Art. 4 I, II GG ein.[82]

b. Rechtfertigung

§ 8 I 2 TPG ist geeignet und erforderlich zum Erreichen des legitimen Zwecks (s. Ausführungen in C.II.1.b.). Im Rahmen der Angemessenheit können vorbehaltlos gewährte Grundrechte wie Art. 4 I, II GG durch kollidierendes Verfassungsrecht gerechtfertigt werden.[83] Hier steht die in Art. 2 II 1 GG verankerte Gesundheit des Spenders Art. 4 I, II GG entgegen. Im Rahmen der praktischen Konkordanz wird die Güterabwägung zugunsten des Spenders ausfallen, da der Gesetzgeber das Gesundheitsinteresse des Spenders innerhalb des ihm zugestandenen Ermessensspielraums besonders berücksichtigen darf, (s. Ausführungen in C.II.1.b.dd.).

---

[77] *Schreiber*, Regelung der Lebendspende, S. 162.
[78] BVerfG, NJW 1999, 3399 (3403).
[79] *Ugowski*, Rechtsfragen, S. 64.
[80] BVerfGE 33, 23 (28).
[81] BVerfGE 78, 391 (395).
[82] *Ugowski*, Rechtsfragen, S. 66 f.
[83] BVerwGE, 116, 359 (360 f.).

4. Verstoß gegen Art. 2 I GG

In Bezug auf die Frage, ob durch § 8 I 2 TPG ein Verstoß gegen Art. 2 I GG vorliegt, ist auf die Ausführungen zur Verletzung des Art. 2 II 1 GG in C.II.1. abzustellen. Folglich ist zwar ein Eingriff in die Allgemeine Handlungsfreiheit gegeben; dieser ist aber durch legitime Zwecke des Gemeinwohls gerechtfertigt.[84]

5. Verstoß gegen Art. 3 I GG

Die Literatur behandelt einen möglichen Verstoß des § 8 I 2 TPG gegen Art. 3 I GG, der darin liegen könnte, dass die Zulässigkeit der Lebendspende von nicht regenerierungsfähigen Organen nur in bestimmten Fallkonstellationen gegeben ist und den hiervon nicht erfassten Empfängern eine Heilungstherapie verweigert wird.[85] Die faktische Benachteiligung ist aber durch die gesetzgeberische Einschätzungsprärogative gerechtfertigt, die Freiwilligkeit der Lebendspende sei lediglich durch eine besondere Nähebeziehung gewährleistet.[86]

6. Strafbewehrung der Restriktionsnorm

a. Legitimität des § 8 I 2 i.V.m. § 19 I Nr. 2 TPG

Das in § 8 I 2 TPG enthaltene Verbot der Lebendspende an eine Person ohne Nähebeziehung erfüllt i.V.m. § 19 I Nr. 2 TPG einen Straftatbestand.[87] Durch diese Strafbewehrung soll ein verdeckter Organhandel verhindert werden.[88] Eine solche ist jedoch aus verfassungsrechtlicher Sicht problematisch angesichts der Tatsache, dass der Rechtsgüterschutz des Strafrechts dem Subsidiaritätsgrundsatz unterliegt, welcher sich aus dem verfassungsrechtlichen Verhältnismäßigkeitsprinzip herleiten lässt.[89] Durch Strafrechtsnormen darf ausschließlich sozialschädliches Auftreten unter Strafe gestellt werden; der Schutz des Einzelnen vor sich selbst ist hingegen kein Auftrag des Strafrechts.[90]

Fraglich ist somit, welches Verhalten vorliegend sozialschädlich und somit von strafrechtlicher Relevanz ist. Das Verhalten, das durch § 19 I Nr. 2 i.V.m. § 8 I 2 TPG unter Strafe steht, befindet sich, wenn überhaupt, im Vorfeld des Rechtsgüterschutzes und trägt durch die ärztliche Organentnahme außerdem dazu bei, Leben und Gesundheit eines Dritten zu schützen.[91] Die Le-bendspende, die freiwillig und unkommerziell zwischen zwei nicht besonders verbundenen Personen stattfindet, stellt somit kein sozialschädliches, sondern ein im Gegen-

---

[84] BVerfG, NJW 1999, 3399 (3402).
[85] *Schreiber*, Regelung der Lebendspende, S. 154.
[86] BVerfG, NJW 1999, 3399 (3402).
[87] *Stark*, ZJS, 43.
[88] *Schroth*, Transplantation, Organgewinnung und -allokation, S. 185.
[89] *Roxin*, Strafrecht AT, § 2 Rn. 97 f.
[90] *Schroth*, Transplantation, Organgewinnung und -allokation, S. 185.
[91] *Gutmann*, Für ein neues TPG, S. 8.

teil höchst uneigennütziges Verhalten dar.[92] Der Arzt kommt durch die Organentnahme bei einem volljährigen, aufgeklärten und freiwillig handelndem Spender, der ohne finanziellen Anreiz einem ihm nicht nahe stehenden Menschen helfen will, nur seiner Berufsausübung nach und ist somit nicht strafwürdig.[93]

Folglich ist die Strafbewehrung des § 8 I 2 i.V.m. § 19 I Nr. 2 TPG verfassungswidrig.

b. Bestimmtheitsgebot gemäß Art. 20 III i.V.m. Art. 103 II GG

Strittig ist zudem, ob § 8 I 2 TPG dem Bestimmtheitsgebot aus Art. 20 III GG genügt. Vollständigkeitshalber dürfte § 8 I 2 TPG - trotz der in C.II.6.b. festgestellten Verfassungswidrigkeit der Strafbewehrung gemäß § 19 I Nr. 2 TPG - in Verbindung mit dieser nicht gegen das Bestimmtheitserfordernis aus Art. 103 II GG verstoßen.

Fraglich ist, ob die Bezeichnung für die Zulässigkeit potentieller Organempfänger als "Personen, die dem Spender in besonderer persönlicher Verbundenheit offenkundig nahe stehen" nicht konkret genug sei.[94] Das Bestimmtheitsgebot besagt, dass gesetzliche Maßnahmen im Allgemeinen und strafrechtliche Normen im Besonderen so konkret sein müssen, dass für den Bürger die Rechtsfolgen seines Verhaltens erkennbar sind.[95] Der Gesetzgeber darf aber unbestimmte Begriffe nutzen, solange diese juristisch ausgelegt werden können.[96] Der Begriff der „besonderen persönlichen Verbundenheit" beschreibt ein Verhältnis zwischenmenschlicher Natur zwischen Spender und Empfänger, das eine besondere Zusammengehörigkeit und Beistandsgemeinschaft begründet.[97] Die Gesetzesbegründung zum TPG bietet weitere Anhaltspunkte: Eine enge persönliche Bindung wird z.B. beim auf längere Dauer angelegten Wohnen in einer gemeinsamen Wohnung angenommen, das nicht auf wirtschaftlichen Gesichtspunkten fußt.[98] Aber auch getrennt lebende Personen, die eine enge Freundschaft verbindet, erfüllen die Kriterien des § 8 I 2 TPG.[99] Aufgrund des Erfordernisses der exakten Subsumtion des Spender-Empfänger-Verhältnisses unter das verlangte Näheverhältnis, unterbleibt in der Praxis des Öfteren die Durchführung von ethisch vertretbar erscheinenden Lebendspenden.[100] Eine konkretere Formulierung der Norm kann vom Gesetzgeber bzgl. der heute existierenden unterschiedlichsten Formen von zwischenmenschlichen Beziehungen, die aus staatlicher Sicht nicht von der Ehe oder der Familie umfasst sind,

---

[92] Ebd.
[93] *Gutmann*, Für ein neues TPG, S. 8 f.
[94] *Nickel/Schmidt-Preisigke/Sengler*, TPG, § 8 Rn. 14.
[95] BVerfG, NJW 1999, 3399 (3400).
[96] Ebd.
[97] *Schreiber*, Regelung der Lebendspende, S. 146.
[98] BT-Drs. 13/4355, S. 20 f.
[99] BT-Drs. 13/4355, S. 20 f.
[100] *Gutmann,* TPG, § 8 Rn. 35.

aber nicht erwartet werden.[101] Die verbleibenden Unklarheiten werden Art. 20 III, 103 II GG noch gerecht, weshalb kein Verstoß vorliegt.[102]

7. Ergebnis

§ 8 I 2 TPG stellt keinen unverhältnismäßigen Eingriff in Art. 2 II 1, 12 I, 4 I, II, 2 I und 3 I GG dar und verstößt weiterhin nicht gegen das Bestimmtheitserfordernis aus Art. 20 III, 103 II GG. Die Strafbewehrung des § 8 I 2 i.V.m. § 19 I Nr. 2 TPG ist verfassungswidrig.

III. Verfassungsmäßigkeit des § 8 I 1 Nr. 3 TPG

§ 8 I 1 Nr. 3 TPG besagt, dass die Zulässigkeit der Organentnahme bei einer lebenden Person nur dann gegeben ist, wenn im Zeitpunkt der Entnahme kein geeignetes Organ eines toten Spenders zur Verfügung steht.[103] Die postmortale Organspende ist somit vorrangig gegenüber der Lebendspende. Dem Subsidiaritätsgrundsatz kommt in der Praxis kaum Bedeutung zu, da bei einer potentiellen Lebendspende meist nicht "im Zeitpunkt der Entnahme" ein gleich geeignetes Organ eines toten Spenders zur Verfügung steht.[104] Jedenfalls ist dieser Zeitpunkt - wie auch das Kriterium der "Geeignetheit" des Organs - aus rechtlicher Sicht sehr eng auszulegen und zudem aus faktischer Sicht flexibel, da der Transplantationszeitpunkt variabel ist und ein postmortal zur Verfügung stehendes Organ abgelehnt werden darf.[105] Schließlich kann der Patient die Streichung von der Warteliste vornehmen lassen.[106]

1. Verstoß gegen Art. 2 II 1 GG

a. Schutzbereich und Eingriff

Der Schutzbereich des Art. 2 II 1 GG ist eröffnet, siehe C.II.1.a. Ein Eingriff liegt ebenfalls vor: Die Subsidiaritätsklausel des § 8 I 1 Nr. 3 TPG untersagt dem Empfänger – trotz erwiesener besserer Ergebnisse der Lebendspende im Vergleich zur Totenspende[107] – den Erhalt eines lebend gespendeten Organs und sorgt stattdessen dafür, dass diesem auf die Organspende angewiesenen Menschen ein postmortal gespendetes Organ zukommt, obwohl dieses aus medizinischer Sicht die eindeutig schlechtere Therapie darstellt.[108]

---

[101] *Gutmann*, MedR, 147 (149).
[102] BVerfG, NJW 1999, 3399 (3400).
[103] *Gutmann*, TPG, § 8 Rn. 22.
[104] *Neft*, Im OP, 27 (29).
[105] *Gutmann*, TPG § 8 Rn. 23.
[106] *Neft*, NZS, 16 (22).
[107] *Esser*, Aspekte der Lebendspende, S. 3.
[108] *Hellweg*, Subsidiarität, S. 129.

b. Rechtfertigung

Art. 2 II 1 GG beinhaltet einen einfachen Gesetzesvorbehalt, dem § 8 I 1 Nr. 3 TPG als Parlamentsgesetz in formeller Hinsicht genügt.[109] Weiterhin ist die materielle Verfassungsmäßigkeit zu wahren.

aa. Legitimer Zweck

Zweck des § 8 I 1 Nr. 3 TPG ist die Gewährleistung des gesundheitlichen Schutzes des Spenders sowie die Gewinnung einer möglichst hohen Anzahl an postmortalen Organspendern.[110] Beide Zielsetzungen sind Aspekte des Gesundheitsschutzes und somit legitimer Zweck.

bb. Geeignetheit

Durch die Restriktion des § 8 I 1 Nr. 3 TPG werden möglicherweise weniger Organtransplantationen im Rahmen der Lebendspende vorgenommen und hierdurch die Gesundheit möglicher Spender geschont.[111] Der Vorrang der postmortalen Organspende gegenüber der Lebendspende stellt zudem einen vernünftigen Grund des Gemeinwohlanliegens dar, das darauf ausgerichtet ist, Menschen vor einer größeren persönlichen Schädigung zu bewahren.[112] Bzgl. der Sicherstellung des Spenderschutzes ist § 8 I 1 Nr. 3 TPG geeignet.

Hinsichtlich der Intention des Gesetzgebers, die Gewinnung postmortaler Organe nicht zu vernachlässigen, leuchtet es allerdings nicht ein, warum eine intensivere Nutzung von Lebendorganspenden zu einer Belastung der Leichenspende führen sollte.[113] Eine immer geringer werdende Anzahl an Lebendspenden könnte umgekehrt aber zu einer steigenden Nachfrage nach postmortalen Organen führen, weshalb die Geeignetheit des § 8 I 1 Nr. 3 TPG vorliegt.[114]

cc. Erforderlichkeit

Im Hinblick auf die Erforderlichkeit des § 8 I 1 Nr. 3 TPG lässt sich zunächst feststellen, dass zumindest für das Erreichen des Ziels, mehr postmortale Organspender zu gewinnen, eine Alternative vorliegt: Eine verbesserte Koordinierung der postmortalen Organtransplantation

---

[109] *Hellweg*, Subsidiarität, S. 131.
[110] *Hellweg*, Subsidiarität, S. 132.
[111] *Hellweg*, Subsidiarität, S. 133.
[112] BVerfG, NJW 1999, 3399 (3401).
[113] *Augsberg*, TPG (Höfling), § 8 Rn. 43.
[114] *Hellweg*, Subsidiarität, S. 133.

sowie eine finanzielle Vergütung für potentielle Post-mortem-Spender könnten dieses Ziel direkt fördern.[115]

Bedenken bestehen bzgl. des Ziels, das gesundheitliche Interesse des Lebendspenders zu wahren. Dieses sieht der Gesetzgeber dann am besten geschützt, wenn der postmortalen Spende Vorrang gegeben wird, weshalb die Normierung der Lebendspende als „letzte Möglichkeit" nötig ist.[116] Zu beachten ist an dieser Stelle auch, dass § 8 I 1 Nr. 3 TPG im Vergleich zu § 8 I 2 TPG nicht strafbewehrt ist.[117] So ist § 8 I 1 Nr. 3 TPG erforderlich.

dd. Angemessenheit

Strittig ist die Angemessenheit des § 8 I 1 Nr. 3 TPG. Die Be-jahung einer solchen erscheint zunächst abwegig, wenn der Empfänger zu einer aus medizinischer Sicht eindeutig schlechteren Therapiemaßnahme gezwungen wird.[118]

Trotz Vorzugswürdigkeit der Lebendspende im Vergleich zur Leichenspende, besteht dennoch die Möglichkeit zu letzterer, ebenfalls der Gesundheits- und Lebenserhalt dienenden Alternative.[119] In Bezug auf § 8 I 1 Nr. 3 TPG ist dem bedürftigen Empfänger der Erhalt eines Organs sicher und somit eine Therapiemöglichkeit gegeben.[120] Es geht hier nicht um die Frage der Gleichwertigkeit der Behandlungsalternative, sondern um die Frage der generellen Existenz einer Alternativbehandlung.[121] Selbst der Nikolaus-Beschluss, der eine für einen ganz speziellen Ausnahmefall vorliegende Leistungslücke der GKV als nicht mit den aus Art. 2 II 1 GG resultierenden staatlichen Schutzpflichten vereinbar sah, stellt klar, dass es grundsätzlich keinen spezifischen Leistungsanspruch bzgl. einer Krankenbehandlung gibt.[122]

Die Bereitstellung von Organen, die aus postmortal durchgeführten Explantationen gewonnen werden, genügt dem Untermaßverbot.[123] Die Lebendspende wird zudem nicht gänzlich untersagt, sondern lediglich für bestimmte wenige Fälle nachrangig eingestuft.[124] Schließlich ist auch aufgrund der in C.III. erläuterten fehlenden praktischen Relevanz - die Angemessenheit und somit die Verhältnismäßigkeit des § 8 I 1 Nr. 3 TPG zu bejahen.

---

[115] Ebd.
[116] *Hellweg*, Subsidiarität, S. 133 f.
[117] *Hellweg*, Subsidiarität, 134.
[118] *Gutmann*, MedR, 147 (152).
[119] BVerfG, NJW 1999, 3399 (3402).
[120] *Hellweg*, Subsidiarität, S. 139.
[121] *Hellweg*, Subsidiarität, S. 140.
[122] BVerfGE, 115, 25 (43).
[123] *Hellweg*, Subsidiarität, S. 140.
[124] Ebd.

2. Verstoß gegen Art. 12 I GG

§ 8 I 1 Nr. 3 TPG stellt als Regelung mit berufsregelnder Tendenz (s. C.II.2.a.), die dem zuständigen Arzt in bestimmten Fallkonstellationen die auf eine Lebendspende abzielende Organentnahme verbietet,[125] einen Eingriff in den Schutzbereich des Art. 12 I GG dar.

Zur Rechtfertigung lässt sich sagen, dass § 8 I 1 Nr. 3 TPG eine Berufsausübungsregelung darstellt, die durch vernünftige Erwägungen des Allgemeinwohls und durch die Wahrung des Verhältnismäßigkeitsgrundsatzes gerechtfertigt werden kann.[126]

Im Rahmen der Verhältnismäßigkeitsprüfung ist auf die Ausführungen in C.III.1.b. insofern abzustellen, dass § 8 I 2 TPG auf einen legitimen Zweck abzielt, geeignet und erforderlich ist. Bzgl. der Angemessenheit ist auf die Ausführungen zu C.II.2.b. zurückzukommen: Der Eingriff in Art. 12 I GG ist aus medizinischer Sicht nicht besonders schwerwiegend.[127] Die standesethische Pflicht des Arztes endet dort, wo einem anderen grundgesetzlich geschützten Rechtsgut Schutz zukommt.[128] Somit liegt kein Verstoß gegen Art. 12 I GG vor.

3. Verstoß gegen Art. 4 I, II GG

Bzgl. der in der Literatur aufkommenden Frage eines Verstoßes des § 8 I 1 Nr. 3 TPG gegen Art. 4 I, II GG des Arztes[129] oder des Organempfängers[130] kann auf die Ausführungen unter C.II.3. verwiesen werden, wo ein solcher verneint wird.

4. Verstoß gegen Art. 2 I GG

§ 8 I 1 Nr. 3 TPG stellt keinen Verstoß gegen Art. 2 I GG dar. Bzgl. der Frage der Angemessenheit der Norm kann im Rahmen der geringen Praxisrelevanz angeführt werden, dass § 8 I 1 Nr. 3 TPG keine absolute Geltung entfaltet, sondern voraussetzt, dass der Empfängerwille die generelle Wahlmöglichkeit zwischen der Implantation eines postmortal oder lebend gespendeten Organs innehat.[131] Diese Wahlmöglichkeit existiert aufgrund der in C.III. genannten Argumente.

5. Ergebnis

§ 8 I 2 TPG verstößt nicht gegen Art. 2 II 1, 12 I, 4 I, II und 2 I GG.

---

[125] *Hellweg*, Subsidiarität, S. 148.
[126] *Hellweg*, Subsidiarität, S. 149.
[127] Ebd.
[128] Ebd.
[129] *Hellweg*, Subsidiarität, S. 150.
[130] *Hellweg*, Subsidiarität, S. 143.
[131] *Nickel/Schmidt-Preisigke/Sengler*, TPG, § 8 Rn. 11.

D. Fazit

Die bereits seit dem Inkrafttreten des TPG am 1.12.1997[132] existierende Regelung des § 8 TPG weist nach den obigen Ausführungen vor allem bzgl. § 8 I 2 TPG enormen Reformbedarf auf. So könnten im Kontext dieser Norm z.B. Fallgruppen geschaffen werden, bei denen die besondere Nähebeziehung grundsätzlich angenommen wird.[133] Zudem bedarf es einer gesetzlichen Klarstellung, dass die dem Empfänger generell zustehende Wahlmöglichkeit zwischen lebend oder postmortal gespendetem Organ durch § 8 I 1 Nr. 3 TPG nicht berührt wird.[134] Auch wurden schon mehrmals Empfehlungen ausgesprochen, die Strafbewehrung des § 19 I Nr. 2 TPG zu streichen[135], was bisher nicht geschah. Der aktuelle Koalitionsvertrag sieht jedoch keine Novellierung des TPG vor.[136]

---

[132] *Gutmann/Schroth*, Organlebendspende in Europa, S. 1.
[133] *Neft*, NZS, 16 (22).
[134] Ebd.
[135] *Gutmann*, Für ein neues TPG, S. 9.
[136] Koalitionsvertrag 2018, S. 100 Z. 4636-4638,
(https://www.bundesregierung.de/Content/DE/_Anlagen/2018/03/2018-03-14-koalitionsver-
trag.pdf;jsessionid=76BC1BFA5EDD337DCAAFE85D0A32FA8A.s2t2?__blob=publicationFile&v=5
[26.05.2018]).

Literaturverzeichnis

Eigler, Friedrich Wilhelm, Probleme der Organtransplantation, MedR 1992, 88 – 92.

Esser, Dirk, Verfassungsrechtliche Aspekte der Lebendspende von Organen zu Transplantationszwecken, Düsseldorf 2000, (zit.: Aspekte der Lebendspende).

Gutmann, Thomas, Für ein neues Transplantationsgesetz, Eine Bestandsaufnahme des Novellierungsbedarfs im Recht der Transplantationsmedizin, Berlin Heidelberg 2006, (zit.: Für ein neues TPG).

Gutmann, Thomas, Probleme einer gesetzlichen Regelung der Lebendspende von Organen, MedR 1997, 147 – 155.

Gutmann, Thomas/Schroth, Ulrich, Organlebendspende in Europa, Rechtliche Regelungsmodelle, ethische Diskussion und praktische Dynamik, Berlin, Heidelberg 2002.

Hagen, Lars, Die rechtlichen und ethischen Probleme der Cross-over-Lebendspende, Hamburg 2013, (zit.: Cross-over-Lebendspende).

Hellweg, Rainer, Subsidiarität der Lebendspende, Frankfurt am Main 2017, (zit.: Subsidiarität).

Heintschel-Heinegg, Bernd von, Beck'scher Online-Kommentar StGB, 37. Auflage, Stand: 01.02.2018.

Höfling, Wolfram, TPG Transplantationsgesetz Kommentar, 2. Auflage, Berlin 2013, (zit.: TPG (Höfling)).

Mohammadi-Kangarani, Ehsan, Die Richtlinien der Organverteilung im Transplantationsgesetz – verfassungsgemäß?, Bd./Vol. 105, Frankfurt am Main u.a. 2011, (zit.: Richtlinien der Organverteilung).

Neft, Hans, Novellierung des Transplantationsgesetzes – eine herkulische Aufgabe?, NZS 2010, 16 – 25.

Neft, Hans, Rechtliche Aspekte der Organentnahme, Im OP 1/17, 7. Jahrgang, 27 – 30.

Nickel, Lars Christoph/Schmidt-Preisigke, Angelika/Sengler, Helmut, Transplantationsgesetz Kommentar, Stuttgart-Berlin-Köln 2001, (zit.: TPG).

Oduncu Fuat/Schroth Ulrich/Vossenkuhl Wilhelm, Transplantation, Organgewinnung und -allokation, Göttingen 2003.

Roxin, Claus, Strafrecht AT, Band 1, 4. Auflage, München 2006.

Sachs, Michael, Grundgesetz Kommentar, 8. Auflage, München 2018, (zit.: GG-K).

Scheinfeld, Jörg, Organtransplantation und Strafrechtspaternalismus, Eine Analyse der strafbewehrten Spendebegrenzungen im deutschen Transplantationsrecht, Tübingen 2016.

Schreiber, Markus, Die gesetzliche Regelung der Lebendspende von Organen in der Bundesrepublik Deutschland, Frankfurt am Main 2004, (zit.: Regelung der Lebendspende).

Schroth, Ulrich/König, Peter/Gutmann, Thomas/Oduncu, Fuat, Transplantationsgesetz Kommentar, 1. Auflage, München 2005.

Stark, Georg, Die Begrenzung des Spenderkreises im Rahmen der Lebendorganspende gemäß § 8 Abs. 1 S. 2 TPG auf verfassungsrechtlichem Prüfstand, ZJS 1/2016, S. 43 – 51.

Ugowski, Patrick, Rechtsfragen der Lebendspende von Organen, Münster 1998, (zit.: Rechtsfragen).

BEI GRIN MACHT SICH IHR WISSEN BEZAHLT

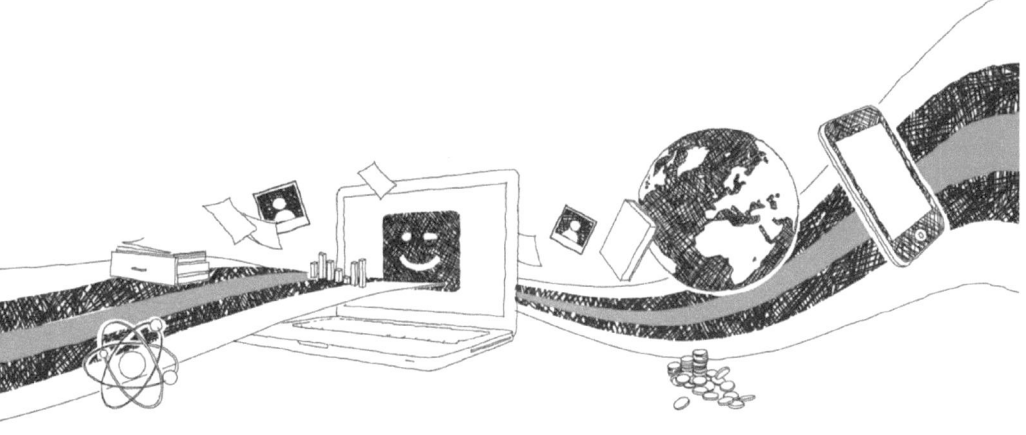

- Wir veröffentlichen Ihre Hausarbeit, Bachelor- und Masterarbeit

- Ihr eigenes eBook und Buch - weltweit in allen wichtigen Shops

- Verdienen Sie an jedem Verkauf

Jetzt bei www.GRIN.com hochladen und kostenlos publizieren

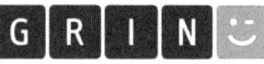